Dr A. VERDIER

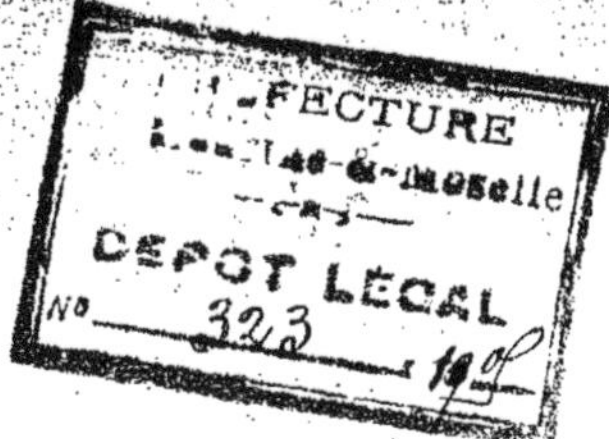

CONTRIBUTION A L'ÉTUDE

DU

TRAITEMENT DES AFFECTIONS PULMONAIRES

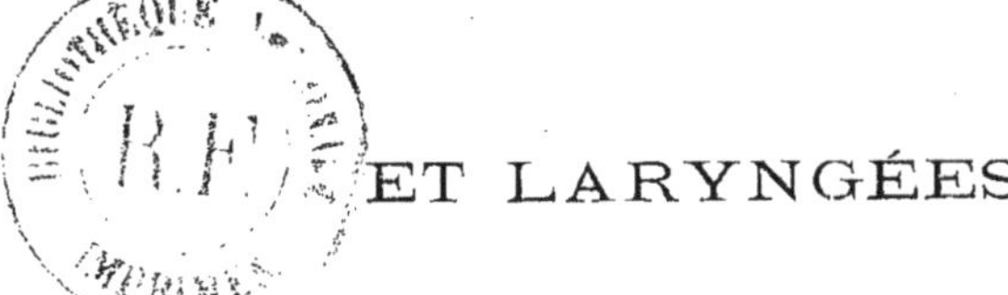

ET LARYNGÉES

PAR LES INJECTIONS INTRA-TRACHÉALES

NANCY
IMPRIMERIE NANCÉIENNE
15, rue de la Pépinière

1905

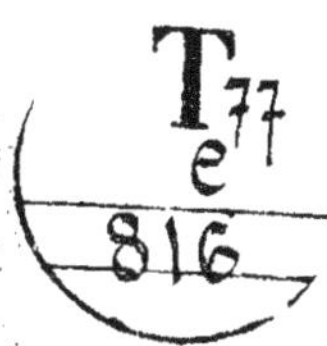

Dr A. VERDIER

CONTRIBUTION A L'ÉTUDE

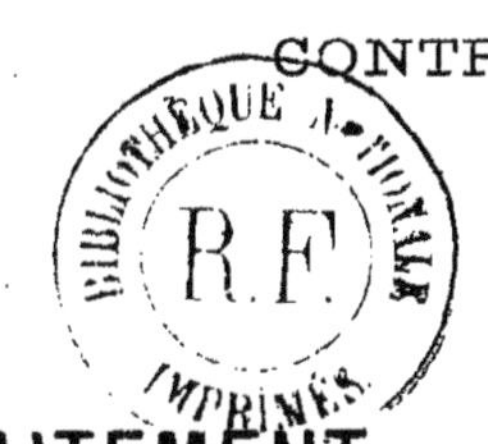

DU

TRAITEMENT DES AFFECTIONS PULMONAIRES

ET LARYNGÉES

PAR LES INJECTIONS INTRA-TRACHÉALES

NANCY
IMPRIMERIE NANCÉIENNE
15, rue de la Pépinière
—
1905

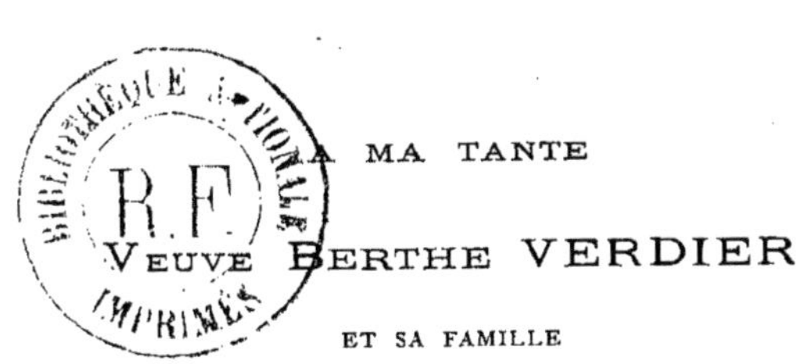

A MA TANTE

VEUVE BERTHE VERDIER

ET SA FAMILLE

Témoignage d'affectueuse reconnaissance,

A MES AMIS

A MA FAMILLE

A MON PRÉSIDENT DE THÈSE

A Monsieur le Professeur BERNHEIM

PROFESSEUR DE CLINIQUE MÉDICALE

A L'UNIVERSITÉ DE NANCY

Témoignage de mon profond respect.

Arrivé au terme d'études malheureusement très longues, nous sommes heureux d'adresser des témoignages de notre reconnaissance à tous nos maîtres de la Faculté de Nancy.

Que M. le professeur Bernheim nous permette de lui dire combien est sincère et profonde notre gratitude à son égard. Durant les quelques années passées à Nancy, il s'est montré si bon, si plein de bienveillante indulgence envers nous, que nous garderons de son grand cœur, un délicieux souvenir.

M. le professeur Herrgott, M. le professeur agrégé Février, ont été également fort paternels pendant que nous fréquentions leur service; qu'ils soient assurés de notre respectueuse reconnaissance.

Nous profitons aussi de l'occasion pour remercier M. le docteur Vial, de Nancy, pour les bontés qu'il a eues pour nous, depuis que nous l'avons connu à la Maternité, comme chef de clinique.

Que M. Lambert des Cilleuls, le si sympathique secrétaire de la Faculté, nous laisse lui dire combien nous lui sommes redevable pour les innombrables services qu'il nous a rendus. Sans vouloir offenser sa modestie, nous osons affirmer qu'il est rare de trouver un cœur plus dévoué et plus désintéressé.

Enfin que nos bons amis les docteurs Jolicœur et Guintard, Valentin, Martin, Dubois et Eugène Gaucher, veuillent pour toujours nous compter des leurs.

I

NÉCESSITÉ D'UN TRAITEMENT LOCAL DANS LA TUBERCULOSE PULMONAIRE ET LARYNGÉE

Il est généralement admis aujourd'hui que le traitement de la tuberculose doit être avant tout hygiéno-diététique. C'est avec une alimentation rationnelle, le repos et le grand air qu'on a le plus d'action. Selon l'expression du docteur Lyonnet, il est bon que le tuberculeux soit *un peu glouton, pas mal paresseux* et *surtout très campagnard.*

Mais, l'effort du médecin ne doit pas se borner à donner des prescriptions d'hygiène générale et alimentaire ; il ne doit pas s'abstenir de tout agent médicamenteux. Sans doute, il n'y a pas de *remède* de la tuberculose, au moins dans l'état actuel de la science, mais il existe, néanmoins, un certain nombre de procédés thérapeutiques, dont il est utile de se servir.

Il faut, en effet, se souvenir que l'abstention de toute espèce de médicament exerce une action très fâcheuse sur le moral du malade qui se croit mal soigné ou dans une situation désespérée, et qui accuse son médecin d'être ignorant ou trop sceptique. Du reste, il est indiscutable que, si l'on ne peut directement s'attaquer au bacille de Koch, on peut tout au moins pallier, dans une certaine mesure, ses principaux effets, et aussi, modifier le terrain sur lequel il évolue. Dans tous les cas, il faut tâcher de combattre, par une médication appropriée, les symptômes les plus graves.

Nous n'avons pas à nous occuper, ici, des troubles gastro-instestinaux (anorexie, vomissements, diarrhée, etc...), de la fièvre, des sueurs, et de l'état général ; mais, il est trois symptômes cardinaux, pour ainsi dire, qui rentrent dans notre étude ; ce sont : *la toux, la dyspnée* et *l'expectoration*.

On sait combien sont pénibles et irritantes la toux et la dyspnée. On leur oppose surtout les opiacés, sous forme de pilules ou de sirops, l'eau chloroformée (quelques cuillerées à soupe dans un peu d'eau sucrée), le bromoforme, le narcyl, etc... Mais, tous ces médicaments ont l'inconvénient d'ôter l'appétit au malade et de lui donner souvent des nausées : or, l'estomac, selon une formule célèbre, est « la place forte du phtisique ».

L'expectoration, elle-même, est souvent difficile, et, que de fois, ne voit-on pas de pauvres malades faire des efforts désespérés, pour amener quelques rares crachats très épais. Contre ce symptôme, on ordonne, en général, la terpine, la benzoate de soude, le baume de tolu, l'eucalyptol, le gaïacol et surtout la créosote. C'est le dernier médicament qui, certes, a eu le plus de succès ; mais il est prouvé, aujourd'hui, qu'il est souvent inefficace, et parfois nocif pour l'estomac. Or, nous le répétons, un bon estomac est essentiel pour un tuberculeux. « Dis-moi comment tu digères, je te dirai qui tu es », a dit le professeur Grancher. Il est donc de toute nécessité de tâcher d'améliorer ces trois symptômes par un traitement local bien entendu.

C'est dans ce but que l'on utilise les pulvérisations et les inhalations. Ce n'est pas ici le moment de refaire le procès de ces moyens thérapeutiques, dont le moindre défaut est le peu d'efficacité.

Une méthode nouvelle, due à M. le docteur Mendel, nous a paru préférable. Nous l'avons employée souvent, et, nous l'avons utilisée, avec un bon succès, non seulement dans la tuberculose pulmonaire et laryngée, mais encore dans une série d'affections des voies respiratoires supérieures, la syphilis laryngo-trachéale, la bronchite catarrhale chronique et les laryngites, trachéites et bronchites professionnelles.

Absorption et tolérance des voies aériennes supérieures

« La réalité et la rapidité de l'absorption des gaz par la muqueuse respiratoire n'est pas à démontrer : On sait que l'inhalation de l'oxyde de carbone, ou de l'acide cyanhydrique, amène la mort en quelques instants.

L'absorption des liquides eux-mêmes par la muqueuse respiratoire était beaucoup moins connue ; elle a été étudiée par des physiologistes. Nous empruntons d'abord à Colin (1) l'exposé de quelques expériences démonstratives.

---

(1) Colin, *Traité de Physiologie comparée des animaux*, tome II.

Après avoir fixé à la trachée d'un cheval par une ouverture au centre de l'un des cerceaux, un tube d'un centimètre de diamètre, Colin versait dans le conduit, de l'eau tiède (de 30 à 35°). Il en versait six litres par heure, l'animal eut le flanc agité, la respiration profonde pendant les trois heures et demie que dura l'expérience. Il fut tué : la trachée et les bronches étaient vides, tout le liquide injecté avait disparu.

Autre expérience : le même auteur versa, de la même manière, dans les voies aériennes d'un second cheval vingt-cinq litres d'eau en six heures, et il fit de deux heures en deux heures, trois saignées qui enlevèrent six kilogrammes de sang. La muqueuse respiratoire absorba toute cette quantité de liquide sans que l'animal en parut très incommodé.

Cette absorption si rapide de l'eau dans les voies aériennes a été encore attestée par le passage, dans l'organisme, des matières en dissolution dans l'eau injectée.

La pratique des injections trachéales nous a amené à constater un fait bien typique signalé aussi par Carnot et Mendel. C'est que la sensibilité du tube digestif est beaucoup plus fine que celle du larynx et de la trachée. En effet, lorsqu'un patient, au lieu de rester passif pendant l'injection, ce qui est de règle, comme on le verra plus loin, avale le liquide par inadvertance, il ressent une cuisson que le tube aérien n'éprouve que fort peu, lorsque la même solution médicamenteuse le parcourt ; il se plaint encore de douleurs gastriques et de renvois odorants dans la journée.

« La tolérance de la muqueuse aérienne, dit Carnot

dans son article, est extrêmement remarquable »; Lévi (de Pise) a montré que l'on pouvait injecter dans la trachée, sans aucune réaction, des substances qui sont caustiques pour le tube digestif. Botey (de Barcelone) a montré que l'injection d'un demi centimètre cube d'une solution de nitrate d'argent, à 5 p. 100, était beacoup mieux tolérée par la trachée que par l'estomac. Bouchard a injecté, sans inconvénient, de grandes quantités d'eau naphtolée dans les voies aériennes des lapins.....

Il est arrivé plusieurs fois, par suite d'une erreur de technique, que les solutions mercurielles aient été dégluties ; elles ont alors déterminé des sensations douloureuses prolongées, au niveau de l'estomac, phénomènes pénibles dont les malades se plaignent vivement, alors qu'ils supportent très bien l'injection trachéale de la même solution....

Cette tolérance remarquable est assez mal expliquée : elle tient, en partie, à la prodigieuse vitesse d'absorption de la muqueuse : elle doit tenir également aux énergiques procédés de captation et de défense de cette muqueuse, procédés tels, que pendant le court temps d'une respiration, l'air inhalé est débarrassé de ses poussières et de ses germes et qu'il sort des poumons pur et aseptique. »

Il resterait à expliquer, maintenant, pourquoi le tube laryngo-trachéal, si tolérant, lors de l'injection médicamenteuse, se révolte énergiquement, lorsqu'on « avale de travers », non pas une croûte de pain, mais encore quelques gouttes d'eau ou de salive.

Nous n'avons pu découvrir, avec Mendel, aucune

explication satisfaisante de cette contradiction apparente (1). Nous ne pensons pas, néanmoins, qu'il existe de zone pharygnienne ou laryngienne dont l'attouchement produit le spasme, puisque, sous le contrôle du miroir, on peut lancer le liquide sur toutes les parties de l'arrière-gorge, sans incommoder le patient. C'est là une expérience que nous avons faite, maintes fois, chez l'homme, et que nous avons entreprise, de propos délibéré, chez le chien, sans obtenir de résultat positif.

Il est probable que le réflexe « d'avaler de travers » ne se produit qu'à l'occasion de la déglutition. A ce moment, le larynx doit se trouver en état de défense et jouit probablement d'une irritabilité plus grande. La déglutition manquée donne alors lieu à un manque d'équilibre des fonctions, à une sorte de « boîterie », qui aboutit au spasme si caractéristique, que chacun connaît. Nous ne faisons là qu'une hypothèse qui, d'ailleurs, n'explique rien. Nous souhaitons qu'un physiologiste parvienne à élucider cette intéressante question.

---

(1) **Mendel**, *Traité de la Tuberculose pulmonaire par les injections intra-trachéales*

II

LES INJECTIONS INTRA-TRACHÉALES

Ce fut Green, médecin de New-York, qui, en 1854, d'après de la Foulhouze, employa pour la première fois la voie trachéale, dans le traitement des affections pulmonaires. Il se servait d'un tube flexible de Hutching, n° 12, de 13 pouces de longueur, qu'il faisait pénétrer dans la trachée en se guidant de son index. Il injectait ainsi 4 grammes d'une solution de nitrate d'argent à 6 p. 100. L'Académie de New-York ne crut pas à la réalité de l'expérience et conclut que l'introduction d'un instrument au delà de la glotte était impraticable, car elle serait fatale à un être vivant. Plus tard, Duboué proposa la piqûre de la trachée au moyen de la seringue de Pravaz, et l'introduction intra-trachéales par ce procédé, d'une substance médicamenteuse. Plus tard, Bergeon, Rosenthal, Weil, et enfin Delor ont repris et perfectionné ce procédé.

Mais le moyen le plus fréquemment employé jusqu'à ces derniers temps est le procédé laryngologique que décrit ainsi M. Lermoyez :

« Médecin assis, le miroir frontal devant l'œil droit.

Le malade tire la langue de la main droite couverte d'une compresse, la maintient lui-même hors de la bouche. Le médecin : 1° place le miroir laryngoscopique de la main gauche ; 2° introduit de la main droite la seringue chargée de la façon suivante : il la conduit dans le pharynx jusqu'à ce que son bec apparaisse dans le miroir un peu au-dessous de l'épiglotte, puis, en levant le coude, il fait pénétrer le bec par un mouvement en quart de cercle dans le vestibule laryngé dont il ne touche aucune paroi. Faire respirer profondément, injecter goutte à goutte, lentement, deux ou trois centimètres cubes qui pénètrent profondément dans les voies aériennes. »

Carnot a conseillé un autre procédé dérivé du tubage : « La seringue une fois chargée et la tige montée, on fait ouvrir la bouche du malade et se guidant sur l'index gauche, on repère l'épiglotte et on introduit dans la trachée le bec de la tige, comme dans le premier temps du tubage ; on pousse alors l'injection ; si celle-ci est bien faite, on ne doit avoir aucune secousse de toux ni aucun mouvement de déglutition consécutif. Il est bon au moment où l'on veut pousser l'injection de recommander au malade de faire une inspiration profonde qui ouvre la glotte et aspire le liquide jusque dans les ramifications bronchiques. »

Pour appliquer l'un ou l'autre de ces procédés, il faut déjà avoir une main exercée, car le contact des instruments provoque des réflexes nauséeux et fatigue le malade. Il en est de même du procédé digital indiqué également par Lermoyez.

La méthode véritablement pratique, dans toute l'acception du terme, est celle de M. le docteur Mendel, qu'il appelle : *Injection intra-trachéale simplifiée.*

Voici en quoi elle consiste :

Il est prouvé que l'orifice œsophagien est toujours fermé à l'état de repos ; au contraire, l'orifice glottique est béant. De plus, le commencement de l'œsophage se trouve au niveau du bord inférieur du cricoïde. L'œsophage étant fermé et la glotte ouverte, c'est donc le long de la paroi du pharynx que glisse l'air appelé par l'inspiration nasale pour arriver ensuite dans la trachée. Un liquide injecté au moyen d'une seringue intra-trachéale suit donc le même chemin, et, ne pouvant passer dans l'œsophage qu'il trouve fermé, il descend naturellement dans la trachée. Ce fait a été démontré d'une façon évidente par M. Mendel, il a injecté à un trachéotomisé une solution d'huile d'olives rougie à l'orcanète ; une partie de l'injection colorée ressortait par la plaie trachéale, tandis que le reste descendait rapidement le long de la trachée.

On peut, d'ailleurs, se rendre compte facilement du passage de l'huile injectée en examinant un larynx au miroir laryngoscopique immédiatement après l'injection ; il faut évidemment choisir un sujet facile à examiner, et l'on peut constater très souvent la présence de gouttelettes d'huile au niveau de la commissure des cordes vocales ou le long des parois laryngo-trachéales.

Enfin, cette méthode pourtant si simple vient d'être modifiée récemment par le docteur Marangos (de Marseille).

Pour éviter au malade le reflexe presque obligatoire

qui le force à avaler quelque peu de la solution injectée, ce qui est toujours désagréable, l'auteur a confié la pénétration du liquide non plus à son propre poids, mais au courant d'appel et à l'aspiration qui se font vers la trachée à chaque mouvement d'inspiration. On conçoit, en effet, que si une goutte d'un liquide léger, non irritant, vient à se présenter à l'entrée du larynx, au moment d'une inspiration, cette goutte sera nécessairement aspirée et entraînée dans la trachée au même titre et en même temps que l'air inspiré. Il a donc proposé les injections intra-trachéales par voie nasale dont nous verrons la technique tout à l'heure.

III

TECHNIQUES OPÉRATOIRES

Technique de Mendel

A. — *Seringue.* — La seringue que le docteur Mendel a fait construire spécialement en vue de l'injection trachéale est d'une contenance de 3 centimètres cubes. Elle possède trois anneaux : un à l'extrémité de la tige du piston, destiné au pouce, et deux autres latéraux pour l'index et le médius. Le corps de pompe est en verre et le piston en cuir. A l'autre extrémité de la seringue s'adapte la canule qui est en outre fixée à la seringue au moyen d'une bague qui la maintient plus exactement, de plus, quand on pratique l'injection, la courbure de la canule doit se trouver sur la même place que les anneaux latéraux et l'anneau empêche la canule de quitter sa position.

Eclairage. — La gorge du patient doit-être largement éclairée. Le sujet doit donc être placé devant une fenêtre ou bien l'on doit employer un miroir frontal et une lampe avec réflecteur.

Dispositif général. — Le médecin doit avoir près de lui des compresses pour saisir la langue du malade, de l'eau fraîche pour le gargariser après l'injection et un crachoir. De plus, il sera bon qu'il ait près de lui également, un récipient d'eau bouillante pour stériliser le bout de la canule après les soins donnés à chaque malade.

Procédés d'injection

A. — *Procédé médian.* — Ce procédé est destiné à faire pénétrer dans la trachée une petite quantité de liquide.

Premier temps. — L'extrémité de la langue du sujet est saisie de la main gauche, entre l'index et le pouce et maintenue hors de la bouche au moyen d'une compresse.

La canule est introduite dans la bouche sans toucher la langue, son extrémité antérieure doit-être amenée à peu près au niveau du voile du palais à un centimètre en avant de la paroi pharyngienne. La portion rectiligne de la canule doit-être, dans cette position, parallèle à la face dorsale de la langue.

Deuxième temps. — On vide lentement presque goutte à goutte le contenu de la seringue.

Troisième temps. — On retire la canule et on maintient la langue du patient hors de la bouche encore quelques secondes après l'injection, afin de permettre au liquide de s'écouler complètement dans les voies aériennes.

B. — *Procédé latéral.* — *Premier temps.* — La canule est introduite dans la bouche, au-dessus et sans toucher la langue. On l'oblique alors latéralement et il faut venir appliquer la canule sur la face interne du pilier antérieur en le déprimant légèrement en dehors. De cette façon l'extrémité courbe de la canule contourne la base de la langue et vise obliquement la paroi pharyngienne latérale.

Deuxième temps. — Projeter très rapidement et avec force le contenu de la seringue.

Troisième temps. — Retirer la seringue en évitant de toucher la langue et maintenir celle-ci hors de la bouche encore quelques secondes après l'injection afin de permettre au liquide de bien s'écouler dans la trachée.

Recommandations post-opératoires. — Dès que l'injection est terminée, Mendel recommande au malade de cracher immédiatement les quelques gouttes d'huile médicamenteuse qui peuvent rester adhérentes à la paroi pharyngée.

Technique de Marangos. — Prendre une petite seringue en verre et une sonde à bout en gomme pour instillation n° 14. La seringue remplie du liquide à injecter et armée de la sonde, introduire celle-ci dans une des narines et la pousser jusqu'à ce que la boule dépasse le bord libre du voile du palais (12 à 15 centimètres chez l'adulte).

Engager le malade à respirer normalement, renverser la tête légèrement en arrière et pousser l'injection très doucement et goutte à goutte par des petits coups de piston intermittents, coïncidant avec l'inpiration du malade, s'arrêtant s'il y a lieu pour lui donner du répit.

L'injection, ainsi poussée, passe totalement dans la

trachée, témoin l'odeur exhalée par les crachats et la toux, au moins pendant six heures, tandis que les renvois spontanés ou provoqués ne donnent aucune odeur.

Autre technique dont nous nous sommes servi, et modifiant dans quelques détails celle de Mendel.

Position du malade. — Nous mettons le malade devant nous, sur un siège légèrement plus élevé, ses deux jambes entre les nôtres.

Dispositif général. — Nous avons à côté de nous :

1° Des petits linges stérilisés pour saisir la langue du malade ;

2° Un crachoir ou mieux un seau contenant une solution antiseptique (phénosalyl à 1 p. 100) où il peut cracher et où nous jetons les linges qui nous ont servi ;

3° La seringue de Mendel ;

4° Une solution antiseptique (lusoforme) à 2 p. 100 où nous mettons à tremper les miroirs et les canules ;

5° La solution à injecter ;

6° Un pulvérisateur rempli d'une solution de stovaïne à 1 p. 100 que nous pulvérisons dans le pharynx des sujets trop susceptibles.

Premier temps. — Nous examinons le larynx de notre malade à l'aide du miroir, nous nous rendons ainsi compte de sa susceptibilité. Si celle-ci est exagérée, nous faisons une pulvérisation de notre solution de stovaïne à 1 p. 100 en visant tout particulièrement, selon les conseils de M. Fournié (1), la base de la langue et les fossettes glosso-épiglottiques. Nous laissons

(1) *Communication à la Société Parisienne de laryngologie*, novembre 1905.

reposer le malade cinq minutes, puis nous passons à l'injection.

Deuxième temps. — Nous nous sommes, bien entendu, muni au préalable du miroir frontal. On peut aussi se mettre à côté d'une fenêtre ou projeter la lumière d'une lampe ou d'un bec de gaz, dans le pharynx, grâce à un réflecteur.

Nous saisissons alors de la main gauche, au moyen d'une compresse, la langue de notre malade, entre le pouce et l'index ; nous la tirons légèrement hors de la bouche, et nous la maintenons solidement, puis nous introduisons notre seringue, face à la partie postérieure du pharynx le bec de la canule en bas. Nous disons au malade de faire é, é, et, au moment précis ou il articule cette voyelle, nous laissons couler rapidement le contenu de la seringue ; nous lui recommandons alors de ne pas avaler et de respirer fortement.

Troisième temps. — Nous maintenons encore, pendant une ou deux minutes, la langue hors de la bouche, puis nous faisons cracher le malade dans le seau ; il nous paraît inutile, quant à nous, de le faire gargariser ensuite.

Dans la très grande majorité des cas, l'injection ainsi faite ne provoque aucune réaction dans le larynx, peut-être quelquefois un léger picotement.

Parfois, cependant, les deux ou trois premières séances, les premières gouttes d'huile surprennent le larynx et provoquent une légère toux. Il suffit, pour éviter cela, d'aller progressivement et de ne pas donner d'emblée de fortes doses.

Souvent, quelques minutes après l'injection, le malade est pris d'un accès de toux, qui se calme assez vite et qui, d'ailleurs, ne compromet pas le succès de l'opération, alors même qu'elle est suivie d'expectoration immédiate, car la diffusion du liquide dans l'arbre aérien est excessivement rapide.

Pour éviter cet accès de toux, Marangos conseille d'incorporer dans le liquide à injeter une légère quantité de cocaïne. Quant à nous, nous avons toujours pratiqué avec succès les pulvérisations bucco-pharyngées à la stovaïne, et nous sommes ainsi parvenu à faire toujours tolérer l'injection par les larynx les plus susceptibles.

Dans la plupart des cas, le malade accuse, quelques secondes après l'injection, une sensation de fraîcheur et de bien-être. Il sent une fraîcheur agréable qui descend le long du cou, puis de là dans la poitrine, soit à droite, soit à gauche, soit des deux côtés, simultanément. De plus, l'amplitude respiratoire est augmentée, comme l'ont démontré Mendel et de la Foulhouze. En outre, la dyspnée diminue, la toux cesse pour ainsi dire et l'expectoration s'améliore. Enfin, dans le cas d'ozène laryngo-trachéal, l'odeur fétide s'atténue et finit même par disparaître.

IV

MÉDICAMENTS EMPLOYÉS

On a employé de nombreux médicaments en injections intra-trachéales ; il semble que l'on doive donner la préférence aux médicaments volatils.

Byrom Bronwell, Ferré et Jay, Berchon ont employé le menthol :

Menthol pur, de 2 à... 10 grammes
Huile d'olives stérilisée.. 100 —

f. s. a. solution.

Faivre, Rivière, Vincent, Thorpe, Delor se sont servi du gaïacol :

Gaïacol pur............ 2 gr. 50.
Huile d'olives stérilisée.. 50 grammes.

f. s. a. solution.

Louis Dar, de Lyon, a étudié particulièrement la créosote :

Créosote pure de hêtre... 2 gr. 50.
Huile d'olives stérilisée.. 50 grammes.

f. s. a. solution.

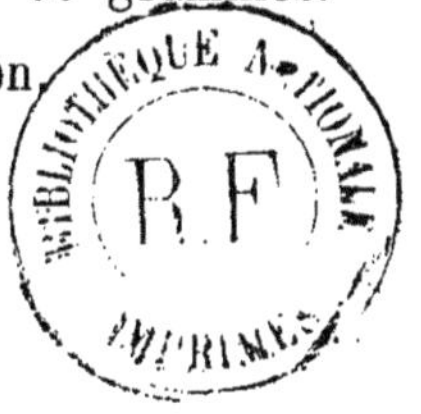

Campbell, Duncan, Moorhead ont préconisé l'izol :

Izol .... 1 gramme.
Huile d'olives stérilisée.. 125 —

f. s. a. solution.

Coromilon injecte dans les voies aériennes la solution suivante :

Résorcine........... 1 gr. 40.
Camphre............ 1 gr. 50.
Huile d'olives stérilisée. 20 grammes.
Sulfure de carbone... 30 à 34 gouttes.

f. s. a. solution.

Green injectait à ses malades bacillaires une solution de nitrate d'argent à 6 p. 100, et Ricardo, Botey, une solution d'iodure à 1 p. 100, dans un cas de syphilis laryngo-trachéale.

Mendel a préconisé diverses solutions, dont voici les meilleures :

I. Eucalyptol pur, 5 à.... 10 grammes.
Huile d'olives stérilisée.. 100 —

f. s. a. solution.

II. Essence de thym...... } ââ — 5 grammes.
Essence de cannelle... }
Essence d'eucalyptus.. }
Huile d'olives stérilisée.. 100 —

f. s. a. solution.

Renault, de Paris, a également préconisé une autre solution, dont voici la formule :

Acide cinnamique .... 1 gramme.

Faire dissoudre à chaud dans :

Huile d'olives, lavée à l'alcool et stérilisée, 50 grammes, et ajouter immédiatement :

Essence de myrthe.... 5 grammes.
Huile d'olives stérilisée. Q. S. p[r] 100 c. c.

f. s. a. solution. — Agiter et laisser refroidir.

Enfin de la Foulhouze et Marangos recommandent le goménol :

I. *Marangos :*

Goménol, 2 à......... 3 grammes.
Chlorhydrate de cocaïne. 0 gr. 15.
Huile d'olives stérilisée.. 100 grammes.

f. s. a. solution.

II. *De la Foulhouze :*

Goménol .... 10 grammes.
Huile d'olives stérilisée.. 100 —

f. s. a. solution.

Pour notre part, nous avons utilisé les formules suivantes, qui nous ont donné de bons résultats :

I. Essence de thym...... } âà — 5 grammes.
Essence de cannelle ... }
Essence d'eucalyptus .. }
Huile d'olives stérilisée.. 250 c. c.

f. s. a. solution

II. Goménol .... 5 grammes.
Huile d'olives stérilisée. 100 c. c.
f. s. a. solution.

III. Thigénol .... 5 grammes.
Huile d'olives stérilisée. 100 c. c.
f. s. a. solution.

Nous avons injecté, tous les deux ou trois jours, suivant les cas, cinq centimètres cubes de l'une de ces solutions, pendant quatre ou six semaines, au moins. Certains de nos malades ont suivi ce traitement pendant plus de six mois.

Nous n'avons jamais remarqué d'action irritante, d'intolérance particulière du larynx, et toujours ces solutions ont été parfaitement supportées.

Nous devons dire, cependant, que la première fois, nous n'injectons pas cinq centimètres cubes de solution ; nous ne laissons tomber que quelques gouttes, et progressivement, en cinq séances environ, nous arrivons à la dose voulue.

OBSERVATIONS

Observations prises dans le travail de M. le Dr Henri Mendel

Ancien Interne des Hôpitaux

(*Traitement de la Tuberculose pulmonaire par la médication intra-trachéale*).

OBSERVATION I

Henri P..., 19 ans, tousse ordinairement chaque hiver : en ce moment (décembre 1902), il tousse beaucoup et expectore des mucosités jaunes épaisses. Il ne se plaint pas de son état général, mais il constate que sa respiration est un peu courte. On note à l'examen de la poitrine une submatité légère du sommet droit en avant et en arrière : à ce niveau, le murmure vésiculaire est diminué en arrière et presque aboli en avant : en ces deux régions, on note l'augmentation des vibrations thoraciques et le retentissement de la voix. Au bout de dix jours de traitement, ce malade ne tousse ni ne crache plus ; sa respiration lui paraît plus ample, il se sent plus solide. A l'examen de la poitrine, on constate que la percussion et l'auscultation du sommet droit sont *normales* ; il reste seulement un peu de retentissement de la voix au niveau du sommet en avant. Le traitement est continué. Ce malade, revu un an après la cessation de ce traitement d'un mois, est dans le même bon état local et général.

OBSERVATION II

Mlle D..., artiste, 31 ans, est souffrante depuis trois ans : elle a eu une bronchite, et depuis cette époque elle tousse. Elle perd ses forces depuis un an ; elle maigrit, son appétit est presque nul. Elle tousse et crache beaucoup, surtout le matin. A l'examen de la poitrine, nous notons une submatité légère du sommet droit, qui respire très peu : il y a également augmentation des vibrations thoraciques et retentissement de la voix. Au bout d'une quinzaine de jours, l'état général est très amélioré, la respiration est ample, l'appétit est normal : la malade ne tousse plus, elle ne crache plus. Nous constatons à l'examen que l'auscultation et la percussion du sommet droit sont *normales*.

OBSERVATION III

G..., âgé de 15 ans et demi, entre à l'Hôtel-Dieu parce qu'il tousse et maigrit. Pas de fièvre. La toux persiste au même degré depuis huit mois. On constate au sommet droit, en avant et en arrière, de la submatité et une très grande diminution du murmure vésiculaire. Le traitement trachéal est commencé de suite : la toux diminue dès la seconde injection ; après la septième, la toux cesse complètement, ainsi que l'expectoration. On note en même temps le retour de la sonorité et d'une respiration faible au sommet droit. La voix retentit plus fortement en cette région.

Nous laissons alors le malade au repos après huit jours de traitement : la toux ne reparaît pas. Après une semaine de repos, nous auscultons le malade et nous constatons que, de nouveau, le sommet droit est silencieux à l'auscultation, sa sonorité est normale. Nous soumettons de nouveau ce malade au traitement : après la seconde injection, la respiration est perçue au niveau du sommet droit.

OBSERVATION IV

M..., âgé de 21 ans, fleuriste, entre à l'Hôtel-Dieu très abattu et très fatigué. Il est souffrant depuis six ans, il a maigri et perdu ses forces. Il tousse beaucoup et crache des mucosités jaunâtres striées de sang. Il n'a pas d'appétit. Pas de fièvre. On note, à l'auscultation, une absence complète de la respiration dans les deux sommets pulmonaires : le sommet droit est légèrement submat, la voix semble aussi y résonner davantage. Le traitement trachéal est commencé de suite : nous réexaminons ce jeune malade au bout de huit jours : la respiration s'entend très nettement au sommet gauche, en avant et en arrière : à droite, en avant, elle paraît seulement un peu affaiblie : à ce niveau, on constate une légère submatité et du retentissement de la voix. La toux a beaucoup diminué, ainsi que l'expectoration. Le malade se sent beaucoup plus fort, l'appétit est satisfaisant.

OBSERVATION V

Mlle Blanche L..., couturière, 19 ans, vient nous consulter le 26 juin 1902. Son père et sa mère sont morts de tuberculose : elle a perdu trois frères et sœurs en bas-âge. Elle-même a eu une maladie thoracique droite à six ans.

Elle a toujours eu une santé débile et a été soignée à plusieurs reprises pour de la chloro-anémie, d'ailleurs sans résultat. Depuis trois mois, elle est plus souffrante : elle se sent faible ; le moindre effort la fatigue ; la respiration est courte et rapide en général : les mouvements amènent rapidement de la dyspnée.

Un peu de toux, le matin au réveil, mais sans expectoration.

L'appétit est presque nul : l'estomac est gonflé après les repas. Pas de constipation. Mal réglée. N'a pas maigri.

La physionomie est pâle, l'expression fatiguée ; les muqueuses sont décolorées. A l'auscultation du cœur, on perçoit au premier temps et à la base un souffle anémique très net : souffle intense à la base du cou.

A l'examen de la poitrine, on constate de la matité du sommet droit, plus accusée en avant. La respiration est très diminuée dans toute l'étendue du poumon droit, mais davantage à la base et dans la région axillaire.

Le traitement est commencé le 2 juillet au début, injection de deux demi-seringues de la solution d'eucalyptol diluée ; de jour en jour, nous augmentons la quantité injectée, ainsi que la teneur de la solution. A partir du 11 juillet, nous injectons trois seringues pleines de solution normale d'eucalyptol (5 °/o).

Les progrès sont singulièrement rapides. Le 7 juillet, nous notons que la matité du sommet a disparu, mais la respiration est toujours faible au niveau du poumon droit. Néanmoins, le pneumographe révèle une ampliation respiratoire très marquée.

Parallèlement, la jeune malade accuse une amélioration notable. La toux du matin a complètement disparu : la respiration est plus ample ; la fatigue est beaucoup plus lente à venir : la marche, l'ascension des étages, la couture ne causent plus aucune peine.

En même temps que la malade accuse une sensation nouvelle de bien-être, sa physionomie se calme et prend un aspect plus vivant (12 juillet). L'appétit est à présent normal (15 juillet).

31 juillet. — Etat général normal sous tous les rapports. La malade se trouve bien. *Le souffle anémique a disparu.*

A l'examen de la poitrine, on note que la percussion du sommet droit, en arrière, est normale : en avant, on constate une très légère diminution de la sonorité : la respiration est encore faible au sommet droit, en avant, ainsi que dans la région axillaire et les deux tiers inférieurs du poumon.

Nous revoyons cette malade le 22 décembre, soit cinq mois après la cessation du traitement. L'état général s'est maintenu excellent : la malade, qui pesait 51 kil. lorsqu'elle est venue nous voir, pèse maintenant 57 kil.

Néanmoins, l'état stéthoscopique n'a guère varié depuis le dernier examen : la seule modification apportée par le traitement à cet état stéthoscopique est donc une augmentation notable de la sonorité du sommet droit.

Laryngite tuberculeuse

OBSERVATION VI

P..., 45 ans, gardien de la paix, sent ses forces décliner depuis huit mois ; il tousse beaucoup, expectoration assez abondante. L'appétit est faible, la respiration est courte. Enfin la voix est presque complètement éteinte depuis deux mois. Le malade se plaint de dysphagie.

On note une respiration soufflante au sommet droit en arrière.

Examen laryngoscopique. — On constate que les fausses cordes, rouges et augmentées de volume, cachent les cordes vocales ; elles sont recouvertes elles-mêmes de mucosités épaisses.

La première injection trachéale mobilise ces mucosités qui sont rejetées par quelques efforts de toux. Le traitement est continué chaque jour ; la détersion des fausses cordes est à peu près complète en quatre séances ; peu à peu, ces fausses cordes se rétractent et permettent de voir les cordes qui sont normales.

En même temps, le patient retrouve la voix, et sa dysphagie disparaît.

Parallèlement, l'état général s'améliore ; la respiration devient plus large et l'appétit reparaît.

OBSERVATION VII

Andrée T..., âgée de 14 ans. Craquements au sommet droit en avant. Cette enfant se plaint surtout d'avoir perdu la voix ; en effet, sa voix est couverte et l'émission des sons est pénible.

Examen laryngoscopique. — Les deux cordes vocales sont rouges et un peu épaissies. La muqueuse inter-aryténoïdienne est infiltrée et porte de petites végétations dont le volume total représente une demi-noisette.

Le traitement trachéal agit très rapidement sur cette pachydermie que nous voyons diminuer à vue d'œil. La petite tumeur pachydermique se résoud, en quelques séances, en un bouquet de petites végétations peu serrées. En même temps, les cordes se décongestionnent nettement.

Après une quinzaine d'injections, la voix est redevenue plus claire : son émission est facile ; la muqueuse inter-aryténoïdienne est encore infiltrée, mais les végétations ont presque complètement disparu.

OBSERVATION VIII

H..., âgé de 35 ans, tousse depuis huit mois ; ses forces ont décliné, l'appétit est presque nul. On constate que la respiration est soufflante au sommet gauche en arrière : craquements en avant et à gauche.

Ce malade entre à l'Hôtel-Dieu le 31 janvier 1904 : il se plaint d'une dysphagie violente, occupant surtout le côté gauche ; cette dysphagie rend la déglutition à peu près impossible.

A l'examen laryngoscopique, on note une tuméfaction notable de la région aryténoïdienne qui est rouge et tendue.

Nous pratiquons de suite une injection trachéale d'huile eucalyptolée à 1 p. 100 environ ; le malade sent parfaitement le liquide baigner la région lésée et y apporter un soulagement. Un quart d'heure après l'injection, le malade peut avaler : la douleur est devenue très minime.

Nous constatons dès le lendemain que la région aryténoïdienne malade est décongestionnée et que sa tuméfaction a diminué de plus de moitié. Le traitement trachéal est continué chaque jour.

4 février. — La dysphagie a presque entièrement disparu ; la région aryténoïdienne gauche ne présente plus qu'une tuméfaction insignifiante.

Observations personnelles

Nous avons résumé autant que possible ces observations de façon à n'en publier que les traits essentiels. D'une manière générale, nous ne donnons que l'aspect et l'état du malade lors de sa première visite et lors de la dernière, et nous indiquons les résultats du traitement qui dure de 4 à 6 semaines généralement.

Parmi les observations suivantes, celles ne portant pas la mention personnelle, ont été recueillies à la clinique du docteur Chauveau, de Paris, directeur de la *Revue Internationale de laryngologie*.

OBSERVATION I

(*Tuberculose pulmonaire, 2e degré*)

Jacques L..., contremaître, 40 ans.

Première visite, 30 décembre 1904.

A. H. — Père et mère morts de maladie inconnue, un frère mort tuberculeux ; marié, 2 enfants.

A. P. — Jamais malade jusqu'à 25 ans. Pneumonie à 25 ans ; congestion du poumon gauche à 31 ans. Tousse beaucoup depuis.

Etat actuel. — Amaigrissement. Anorexie légère. Sueurs profuses la nuit. Fièvre le soir.

Toux quinteuse et persistante, expectoration difficile, mucopurulente.

Auscultation. — En avant, à droite respiration soufflante et craquements après la toux ; en arrière, râles sous-crépitants fins.

A gauche, diminution du murmure vésiculaire.

Percussion. — A droite, en avant submatité.

Palpation. — A droite, en avant, exagération des vibrations.

Traitement. — Repos au lit, chambre aérée. Injections (selon la formule n° 1) tous les 2 jours.

14 janvier 1905. — Le mieux est manifeste ; la toux presque disparue et l'expectoration est bien plus facile. Les signes d'auscultation ne sont pas modifiés.

28 janvier 1905. — Le traitement est suspendu, car le malade a eu pour la première fois, hier au soir, une température de 39°3. Nous croyons prudent de nous abstenir de nouvelles injections par crainte d'une poussée aiguë.

7 février 1905. — A l'auscultation, nous constatons des signes cavitaires, très nets à droite ; la fièvre vespérale a persisté, mais est descendue au-dessous de 38°2. La toux est revenue quinteuse et sèche ; l'expectoration est très fatigante ; il y a de la dypsnée, surtout la nuit. Nous faisons tous les deux jours des injections (formule n° 2).

20 février 1905. — L'auscultation donne toujours des signes de plus en plus graves ; les symptômes sont cependant amendés et le malade accuse toujours dans la journée qui suit l'injection un bien-être dont il nous est très reconnaissant.

OBSERVATION II (Personnelle)

(*Tuberculose pulmonaire, 2e degré*)

Pierre H..., 37 ans, camionneur, célibataire ; rien à noter dans ses antécédents, sauf ethylisme.

15 avril 1904. — A perdu 8 kilogr. en 6 mois, d'après ce qu'il nous dit ; très affaibli. Tousse beaucoup ; crache difficilement et se plaint de suffocations fréquentes.

A l'auscultation. — Sommet droit, en avant, inspiration rude, expiration très saccadée, râles sous-crépitants.

A la percussion. — Sommet droit, en avant, submatité, avec exagération des vibrations.

Traitement. — Selon la formule n° 1.

30 mai 1904. — Le malade qui a bien mieux dormi jusqu'ici, grâce à notre traitement, et qui tousse moins et crache mieux, se plaint d'une crise de suffocation nocturne, ce qui, dit-il, ne lui était jamais arrivé. Nous l'auscultons à nouveau et nous trouvons, à peu de chose près, les mêmes signes. Au sommet

droit, en arrière, il y a toutefois beaucoup plus de râles sous-crépitants.

Même traitement.

15 juin 1905. — Le traitement qui dure depuis deux mois est suspendu ; le malade est mieux ; il a même gagné en poids 1 kil. 1/2.

Signes d'auscultation identiques.

OBSERVATION III (Personnelle)

(*Tuberculose pulmonaire, 2e degré*)

H. L..., couturière, 17 ans, réglée depuis 3 ans. Retrécissement mitral ; rien d'autre à noter.

11 avril 1905. — Tousse depuis 3 mois. Aspect d'une chloro-anémique. Toux violente ; dypsnée légère ; expectoration continuelle. Etat général peu favorable.

A l'auscultation. — Craquements au sommet gauche.

A la percussion. — Submatité au sommet gauche. Sueurs profuses la nuit ; fièvre hectique.

Traitement (formule n° 1).

30 avril 1905. — La toux est très améliorée ; elle n'est plus quinteuse ; l'expectoration a diminué ; elle est plus fluide ; la dypsnée persiste le matin ; l'état général s'améliore ; l'appétit est satisfaisant, le poids a augmenté de 1 kil. 1/2.

OBSERVATION IV

(*Tuberculose pulmonaire, 2e degré*)

J. D..., artiste peintre, 27 ans.

A. P. — Bronchite chronique depuis l'enfance ; tousse beaucoup tous les hivers.

17 novembre 1904. — Très mauvais état général. Appétit

faible. Sueurs nocturnes. Toux sèche, persistante, très pénible. Expectoration de crachats verdâtres, parfois striés de sang.

A l'auscultation. — Craquements secs, à gauche, sommet.

A la percussion. — Matité à gauche.

Traitement. — Par injections intra-trachéales, formule n° 1.

5 janvier 1905. — L'expectoration et la toux ont presque disparu. La respiration est moins rude en avant et à gauche; on n'entend plus les craquements même en faisant tousser le malade. Etat général et appétit meilleurs.

OBSERVATION V

(*Tuberculose pulmonaire, 1er degré*)

Marie L..., femme de chambre, 18 ans, sans antécédents héréditaires notables, très anémique et mal réglée.

25 mai 1905. — Tousse beaucoup, surtout le matin au réveil, et le soir avant de se coucher. L'expectoration est abondante; sueurs profuses la nuit, fièvre le soir.

A l'auscultation. — A droite et en avant, diminution du murmure vésiculaire, inspiration rude, expiration prolongée.

A la percussion. — Submatité.

Traitement. — Par la solution n° 3.

26 juin 1905. — Amélioration considérable : Toux bien moindre; expectoration moins abondante; sensation de fraîcheur et de bien-être après chaque injection. Etat général très amélioré.

OBSERVATION VI

(*Tuberculose pulmonaire, 1er degré*)

Charles B..., employé, 29 ans, se plaint de tousser le matin et de divers troubles gastro-intestinaux depuis quelques semaines.

25 mars 1905. — Aspect un peu fatigué. Facies un peu spé-

cial du bacillaire. Pommettes rouges. Très amaigri. Thorax étroit. Etat général assez précaire. Pas de sueurs la nuit, un peu de fièvre, parfois le soir.

A l'auscultation. — En avant, à gauche, murmure vésiculaire diminué, en arrière, à gauche, expiration prolongée, saccadée.

A la percussion. — Submatité des mêmes régions.

Traitement. — Selon formule n° 2.

30 avril 1905. — Etat général meilleur. La rudesse de la respiration a disparu ; plus de fièvre ; pas de sueurs. La toux n'existe pour ainsi dire plus.

Laryngite tuberculeuse

OBSERVATION VII

(*Forme catarrhale*)

Georges D..., croupier de cercle, 29 ans, marié, deux enfants. Se plaint de tousser ; est très enroué.

17 juillet 1905. — A l'auscultation et à la percussion, lésions bacillaires à la 2e période.

Examen laryngoscopique. — Muqueuse du larynx rouge, gonflée, aspect catarrhal.

Traitement. — Selon formule n° 1.

21 juillet 1905. — Après 3 injections, l'enrouement a disparu. Le malade se sent mieux.

17 août 1905. — La série d'injections a été très bien supportée ; le malade n'est plus enroué. Il ne tousse pas autant.

A l'auscultation. — Mêmes symptômes.

Au laryngoscope. — Muqueuse toujours rouge, moins hypertrophiée.

OBSERVATION VIII (Personnelle)

(*Forme catarrhale*)

Mme D..., boulangère, 38 ans, mariée, deux enfants ; tousse depuis 3 ans, surtout le matin, et a été prise les jours derniers d'un enrouement subit ; elle est presque complètement aphone.

12 avril 1905. — Auscultation : Lésions pulmonaires 2e degré.

Examen laryngoscopique. — Pharynx pâle ; larynx rouge et congestionné, muqueuse très gonflée, surtout au niveau des bandes ventriculaires, cordes vocales un peu rouges.

Traitement habituel. — Solution n° 1.

22 avril 1905. — Après 5 injections, l'enrouement a disparu, la toux a diminué.

17 mai 1905. — 18 injections ont été faites et très bien supportées ; plus d'enrouement, toux moins sèche, expectoration facile.

Signes stéthoscopiques identiques.

OBSERVATION IX (Personnelle)

Gustave B..., peintre en bâtiments, 43 ans, marié, pas d'enfant. Coliques de plomb, il y a 7 ans.

12 août 1905. — Tousse environ depuis 6 mois. Voix cassée. Toux opiniâtre ; dypsnée au moindre effort. Expectoration continuelle et salivation exagérée ; douleur névralgique au niveau de la gorge ; pas de douleurs en mangeant.

A l'auscultation. — Lésions de tuberculose très nettes.

A l'examen laryngoscopique. — Très difficile à pratiquer à cause du réflexe nauséeux provoqué; on ne voit pas les cordes et on n'aperçoit que deux bourrelets infiltrés donnant assez bien l'impression du museau de tanche un peu entr'ouvert de l'utérus pluripare et gravide de 4 mois.

Traitement habituel. — Solution n° 1.

A cause de la susceptibilité particulière du larynx du malade, nous faisons avant l'injection intra-trachéale, un badigeonnage de la région glosso-épiglottique, avec la solution habituelle de stovaïne, badigeonnage que nous répétons chaque fois, jusqu'à la 20e séance, qui marque la fin du traitement.

18 septembre 1905. — Les bourrelets œdémateux ont diminué; on aperçoit les 2 cordes vocales non ulcérées, striées de sang,

l'une, la gauche ne fonctionne pas. Voix moins cassée ; mais dysphonie néanmoins, peu ou pas de toux. Expectoration bien moins abondante ; lésions pulmonaires à peu près identiques.

OBSERVATION X

Auguste C..., ouvrier en jouets, 32 ans, voix cassée, tousse et crache depuis plus de 6 mois.

11 mars 1905. — Lésions du sommet gauche.

A l'examen. — Cordes vocales rosées, tuméfaction de la région inter-aryténoïdienne, des bandes ventriculaires et de l'epiglotte qui est déjà rigide.

Traitement habituel. — Solution n° 2; parfaitement supporté.

17 avril 1905. — Toux et expectoration très améliorées, tuméfaction laryngée moins considérable ; cordes vocales bien moins rouges ; voix plus claire.

Lésions pulmonaires à peu près les mêmes.

OBSERVATION XI

Jacqueline B..., 25 ans, mariée depuis deux ans, pas d'enfants, soignée pour tuberculose pulmonaire depuis plus d'un an.

16 mai 1905. — Etat précaire, pas d'appétit, toux sèche, opiniâtre, persistante, expectoration continuelle, dyspnée au moindre effet; voix très enrouée, aphonie presque absolue depuis deux jours ; sensation de chatouillement fort désagréable qui amène des renvois et des vomituritions.

Examen laryngoscopique. — Pas d'ulcération, mais tuméfaction en masse du larynx, cordes à peine visibles, grisâtres ; le gonflement porte surtout sur les replis aryténo-épiglottiques et les cartilages de Santorini.

Traitement habituel. — Bien supporté.

20 juin 1905. — L'état local laryngé et pulmonaire est absolument identique, peut être modifié, mais en mal. L'état général

n'est guère satisfaisant et il semble qu'on doive prévoir un dénouement fatal.

Mais, chaque fois que les injections ont été faites (14 fois), elles ont amené une accalmie parfois durable au point de vue de la toux et de la dyspnée.

Ozène laryngo-trachéal

Les 4 observations suivantes recueillies à la Clinique du docteur CHAUVEAU, de Paris

OBSERVATION XII

(*Ozène vrai et laryngo-trachéal*)

Cécile B..., 43 ans, cultivatrice, mariée, mère de deux enfants bien portants; pas de fausse couche; pas d'antécédents notables en dehors d'une pneumonie gauche, il y a 5 ans, à la suite, dit-elle, de l'absorption d'un verre de bière glacé.

23 juin 1905. — Se plaint du nez depuis longtemps; est soignée pour ozène depuis 7 mois; tousse et crache de gros « grumeaux ». Rien à l'auscultation, sauf souffle un peu sourd à gauche. Pharynx rouge, sec, vernissé, avec grosses mucosités adhérentes, muqueuse du larynx très rouge et sèche; entre les cordes vocales, grosses croûtes, que l'on aperçoit aussi sur les premiers anneaux de la trachée; cordes un peu pâles, la voix est cassée.

Traitement. — Injections solution n° 3, tous les 2 jours.

30 juin 1905. — L'enrouement a disparu; il y a bien moins de croûtes, et, elles sont plus filantes, moins sèches, moins adhérentes. La toux a diminué.

26 juillet 1905. — La muqueuse du larynx est plus rose de même que les cordes vocales; on n'aperçoit plus de croûtes; la voix est normale.

Au pharynx la muqueuse est toujours aussi sèche, l'haleine fétide a disparu.

OBSERVATION XIII

(Ozène vrai et laryngo-trachéal)

Alphonse B..., 18 ans, garçon marchand de vins, cinq sœurs et deux frères vivants ; trois sœurs, un frère mort en bas âge ; lui-même fièvre typhoïde, il y a 3 ans ; à la suite bronchite, ozène depuis l'âge de 12 ans.

17 mai 1905. — Voix enrouée, toux persistante, crachats nombreux et petits. Etat général bon. Rien à l'auscultation. Pharynx sec, sans mucosités ; la muqueuse est grenat et lisse ; elle se continue avec la muqueuse laryngée qui a le même aspect ; dans la commissure des cordes, deux grosses croûtes qui plongent dans la trachée et empêchent l'adduction parfaite ; haleine fétide.

Traitement. — Injections n° 3, tous les 2 jours.

27 mai 1905. — Toux et expectoration moindres, voix toujours enrouée ; haleine toujours fétide.

19 juin 1905. — Toux presque disparue ; expectoration filante, sans croûtes ; voix claire ; haleine un peu fétide, aspect laryngoscopique ; larynx rouge sans mucosités.

OBSERVATION XIV

(Ozène laryngo-trachéal primitif)

Jeanne C..., porteuse de pain, mariée, un enfant, pas de fausse couche.

17 août 1905. — Se plaint de tousser beaucoup et de cracher le matin de gros paquets noirs ; la voix est très enrouée. Auscultation négative. Le nez semble normal ; pas de trace d'atrophie ni de croûtes ; le naso-pharynx n'a rien ; le pharynx buccal au niveau de sa paroi postérieure présente une coloration rouge un peu grenat et une certaine sécheresse. L'épiglotte est un peu rouge ; les bandes ventriculaires sont tapissées de mucosités grisâtres et les cordes vocales sont rouges et parésiées ; odeur fétide.

Traitement. — Injections n° 3, tous les 3 jours.

28 août 1905. — L'état local est meilleur, mais l'enrouement et la toux persistent.

27 septembre 1905. — Le larynx est moins rouge dans toutes ses parties ; on ne distingue pas de croûtes ; l'odeur fétide a disparu ; il y a toujours une petite toux légère et un peu d'expectoration le matin.

OBSERVATION XV

(*Ozène laryngo-trachéal primitif*)

F. M..., employé au ministère, 32 ans.

26 février 1905. — Aphonie complète, toux persistante avec dyspnée, expectoration et « morceaux de peau » depuis 4 jours. Auscultation négative.

Rhinoscopie antérieure et postérieure négatives.

Pas d'atrophie ni d'hypertrophie des cornets, muqueuse normale. Pharynx sec, strié de blanc un peu rouge ; piliers minces, amygdales petites, luette atrophiée ; épiglotte un peu congestionnée ; bandes ventriculaires hypertrophiées et pleines de croûtes jaunâtres très adhérentes ; cordes un peu rouges ; entre elles, croûtes très grosses qui se continuent dans la trachée.

Quand le malade parle ou qu'il respire on sent une odeur fade et écœurante.

Traitement. — Injections n° 3, tous les 3 jours.

28 mars 1905. — Aujourd'hui seulement, on ne trouve plus de croûtes ; l'odeur existe un peu mais est bien plus faible ; la dyspnée, la toux et l'aphonie ont disparu ; la voix est revenue mais un peu enrouée.

Syphilis laryngo-trachéale

OBSERVATION XVI (Personnelle)

Mme S..., 40 ans, femme de ménage, deux enfants vivants et deux morts en bas âge ; trois fausses couches ; syphilis il y a 15 ans, soignée assez sérieusement.

25 mars 1905. — Depuis 6 jours aphonie complète, dyspnée et toux ; pas d'expectoration.

Auscultation négative.

Au laryngoscope. — Œdème léger du larynx et parésie des cordes.

Traitement mercuriel, plus injections.

En huit séances les symptômes se sont amendés.

OBSERVATION XVII

J. M..., fumiste, 45 ans, marié, un enfant, syphilis au régiment, mal soigné ; n'a pas eu, dit-il, depuis d'accidents appréciables.

17 septembre 1905. — Vient consulter pour une raucité de la voix qui date de 3 semaines et qui a résisté à tous les traitements. Pas d'autres symptômes.

Auscultation négative. — Pas de fièvre, pas de sueurs, pas de trace de compression laryngée.

Au laryngoscope. — Epiglotte épaissie, déprimée, tomenteuse ; cordes vocales rouges et hypertrophiées, marchant mal.

Traitement mercuriel et injections n° 2.

27 octobre 1905. — Ici la guérison fonctionnelle n'a été obtenue définitive qu'après plus d'un mois, mais, après chaque injection, il y avait une amélioration manifeste.

Laryngo-trachéo-bronchites professionnelles.

	NOM âge, sexe profession.	DATE de la première visite.	DIAGNOSTIC.	TRAITEMENT.	SOLUTION employée.	DATE de la dernière visite.	OBSERVATIONS.
I	H. S. 27 ans, menuisier.	18 juin 1905	Laryngo-trachéite chronique.	Injections intra-trachéales tous les 3 jours.	Goménol à 5 °/₀.	26 juillet 1905	Toux disparue. Enrouement très amélioré.
II Personnelle	V. B. 35 ans, instituteur.	11 mai 1905	Laryngite chronique.	Id. tous les 3 jours.	Solution n° 3.	13 juillet 1905	Voix plutôt un peu cassée. Plus d'enrouement ni de toux.
III Personnelle	J. V. 28 ans, instituteur.	15 juin 1905	Laryngite chronique.	Id. tous les 2 jours.	Solution n° 3.	18 juillet 1905	Plus de toux ni d'enrouement.
IV	J. B. 32 ans, contralto.	22 juin 1905	Laryngite chronique.	Id. tous les 2 jours.	Goménol à 5 °/₀.	3 août 1905	Trous encore dans la voix. Plus de toux.
V	B. A. 22 ans, élève du Conservat[re].	13 juin 1905	Laryngo-trachéo-bronchite.	Id. tous les 5 jours.	Goménol puis Thigénol à 5 °/₀.	22 octobre 1905	Plus aucun symptôme d'irritation.

Les observations I, IV et V ont été recueillies à la clinique du Dr Chauveau, de Paris.

Laryngites chroniques.

	NOM âge, sexe profession.	DATE de la première visite.	DIAGNOSTIC.	TRAITEMENT.	SOLUTION employée.	DATE de la dernière visite.	OBSERVATIONS.
Personnelle.	J. F. 25 ans, couturière.	11 mai 1905	Pharyngo-laryngite chronique catarrhale.	Injections intra-trachéales tous les 3 jours.	Solution n° 3.	22 juin 1905	Toux disparue. Expectoration moindre. Enrouement amélioré.
	Ch. B. 32 ans, banquier.	12 avril 1905	Laryngite chronique granuleuse.	Id.	Solution n° 3.	7 juin 1905	Plus d'irritation de la gorge. Toux moindre. Pas de raucité.
	Georges H. 47 ans, employé.	17 août 1905	Rhino-pharyngo laryngite catarrhale.	Id.	Solution goménol à 5 °/₀.	28 septembre 1905	Expectoration rare. Toux moindre. Pas de congestion.
Personnelle.	J. B. 27 ans, repasseuse.	15 septembre 1905	Pharyngo-laryngite catarrhale.	Id.	Goménol à 5 °/₀.	19 octobre 1905	Les quintes de toux ont disparu. Expectoration facile. L'enrouement a cessé.

Bronchites chroniques.

	NOM âge, sexe profession.	DATE de la première visite.	DIAGNOSTIC.	TRAITEMENT.	SOLUTION employée.	DATE de la dernière visite.	OBSERVATIONS.
I	J. G. 55 ans, commerçante	1er mars 1905	Bronchite chronique. Emphysème.	Injections intra-trachéales tous les 3 jours.	Goménol à 5 %.	25 avril 1905	Expectoration et toux bien moindre.
II Personnelle	A. L. 57 ans, marcd de vins	22 avril 1905	Bronchite chronique. Asthme.	Id.	Thigénol à 5 %.	28 mai 1905	Mieux très appréciable.
III	J. B. 29 ans, concierge.	22 avril 1905	Bronchite chronique très ancienne.	Id.	Thigénol à 5 %.	31 mai 1905	Moins de gargouillements. Plus de toux. Plus de dyspnée.
V	L. H. 65 ans, marcd des 4 saisons.	17 avril 1905	Bronchite chronique asthmatique.	Id.	Thigénol à 5 %.	11 juin 1905	as de crises d'asthme. Moins de toux et d'essoufflement.
V Pe	R. L. 63 ans, marcd de vins	17 mai 1905	Bronchite chronique sénile.	Id.	Thigénol à 5 %.	23 juin 1905	Moins de toux, d'expectoration et de dyspnée.
VI	N. M. 52 ans, commerçante	11 mai 1905	Bronchite chronique. Emphysème.	Id.	Goménol à 5 %.	17 juin 1905	Pas de suffocation. Pas de dyspnée. Toux moindre.

Les observations I, III, IV et VI recueillies à la clinique du Dr Chauveau.

VI

APPLICATIONS DES INJECTIONS INTRA-TRACHÉALES

I. — *Tuberculose pulmonaire.* — Les injections intra-trachéales sont indiquées dans la tuberculose pulmonaire chronique, à toutes ses périodes, sauf toutefois lorsqu'il y a eu des hémoptysies récentes. Ainsi donc, que la percussion dénote seulement de l'obscurité ou de la matité, à un des sommets, qu'il y ait seulement à l'auscultation des râles sous-crépitants secs ou des signes cavitaires, on peut, sans la moindre crainte, faire des injections.

Mais, il est évident que les meilleurs résultats sont obtenus chez les tuberculeux de la première période : quand on trouvera de la submatité à l'un des sommets, que l'on constatera à l'auscultation, dans la fosse sous-épineuse ou dans la région claviculaire, une respiration rude, ou ce que Potain appelait une « expiration saccadée », — que l'on entendra en faisant tousser le malade, ou sans toux préalable, de petits craquements secs, — qu'il existera une certaine dyspnée, une toux irritante et une expectoration abondante, — on devra instituer les injections intra-trachéales, pour le plus grand profit du malade.

Mais, nous le répétons, à la période de ramollissement, et même à la période des cavernes, ces symptômes sont aussi heureusement influencés par la médication que nous préconisons.

II. — *Tuberculose laryngée.* — L'on ne fait pas d'injections intra-trachéales dans la tuberculose laryngée, avec ulcération, quand les cordes vocales hypertrophiées, ulcérées, sont recouvertes par les bandes ventriculaires elles-mêmes hypertrophiées et immobilisées par les ankyloses des aryténoïdes. — Nous n'intervenons pas davantage quand l'infiltration des aryténoïdes est très considérable, que les bandes ventriculaires sont si hypertrophiées qu'elles empêchent de voir les cordes vocales sous-jacentes, que les ligaments aryténo-épiglottiques forment de gros bourrelets immobiles qui interceptent presque toute la lumière du larynx.

Une intervention dans ces conditions serait très imprudente, car ces malades sont très sujets à des spasmes parfois angoissants.

Mais, au contraire, au début de la tuberculose laryngée, lorsque les cordes vocales sont un peu tuméfiées, qu'elles présentent une coloration rosâtre ou grisâtre ; lorsque la région inter-aryténoïdienne est légèrement hypertrophiée et que l'on note simplement un gonflement plus ou moins prononcé des cartilages de Santorini, des replis aryténo-épiglottiques, des bandes ventriculaires et de l'épiglotte, — alors nous pratiquons nos injections avec le plus grand succès.

Et il en est de même dans ce que le professeur Dieulafoy appelle la forme la moins habituelle de la tuberculose laryngée, nous voulons dire la forme catarrhale, qui est beaucoup plus fréquente qu'on ne l'a dit, surtout au début de la tuberculose pulmonaire et dans sa première période. On note de la toux, de l'enrouement, une aphonie persistante, et, au laryngoscope, on ne voit que de la rougeur du gonflement de la muqueuse et des sécrétions laryngées plus ou moins abondantes ; mais, si on examine le voile du palais, on est frappé de sa pâleur, de son anémie ; si on ausculte, on trouve des petites lésions, et, dans ce cas, la méthode de Mendel est excellente.

III. — *Syphilis laryngo-trachéale.* — Il est des cas bien déterminés de syphilis laryngo-trachéale auxquels on peut appliquer cette méthode ; ce sont : l'érythème et les laryngopathies secondaires et tertiaires ; dans les cas de végétations, de néoplasies, de syphilides ulcéreuses, cette médication est contre-indiquée.

« L'érythème est caractérisé au laryngoscope par une rougeur uniforme de la muqueuse laryngée ; il coïncide souvent avec un érythème de la gorge, qui en quelques points, notamment aux piliers antérieurs, est d'un rouge vermillon. Sous l'influence de l'érythème laryngé, la voix est altérée, enrouée ; cet érythème disparaît en quelques semaines, mais il récidive facilement ; il laisse parfois une coloration ardoisée, qu'on retrouve fréquemment dans la syphilis des cordes vocales. » (Dieulafoy). Dans un certain nombre de cas, il y a catarrhe concomitant.

Dans les laryngopathies syphilitiques secondaires ou tertiaires, l'état général est bon, satisfaisant, mais il y a des troubles vocaux. Sans doute, la douleur n'existe pas, pour ainsi dire, et la toux est peu fréquente, mais il y a de la dyspnée souvent intense et des altérations de la voix, et l'on voit survenir de l'enrouement, de la raucité, de la dysphonie et parfois une aphonie complète, et les symptômes persistent avec une tenacité désespérante ; de plus, il faut savoir que les malades sont tout particulièrement sensibles au froid et il faut se garder de prendre pour une laryngite à frigore, une laryngopathie syphilitique : dans ce dernier cas, on trouve au laryngoscope soit une gomme arrondie, saillante, rougeâtre, soit une ulcération à bords épais, taillés à pic, profonde et excavée, soit des végétations siégeant surtout à la base de l'épiglotte, soit surtout un syphilome diffus, à forme hypertrophique, siégeant en diverses régions, mais principalement au niveau de l'épiglotte et des bandes ventriculaires.

La trachée et les bronches présentent aussi des accidents secondaires et tertiaires, mais ils sont plus difficilement diagnosticables ; car ils se réduisent à des troubles respiratoires, toux légère, dyspnée d'intensité variable, et expectoration de caractères divers, qui ne mettent en rien sur la voie du diagnostic.

Ici, comme d'ailleurs partout en médecine, il est nécessaire d'interroger minutieusement le malade pour établir un diagnostic ferme ; il n'en est pas moins vrai que ces symptômes très fatigants, troubles de la voix et de la respiration sont très heureusement influencés, par la médication que nous préconisons, sans exclure, bien entendu, le traitement général.

IV. — *Laryngo-trachéo-bronchites professionnelles.* — Notre expérience n'est pas très grande en cette matière ; nous avons eu cependant l'occasion de soigner quelques cas de laryngo-trachéo-bronchites professionnelles : deux instituteurs. Leur larynx ne présentait à première vue rien d'anormal ; il était peut-être un peu plus pâle chez un des instituteurs. Les cordes vocales exécutaient bien leurs mouvements d'abduction et d'adduction ; les bandes ventriculaires n'étaient pas hypertrophiées ; la muqueuse trachéale semblait plus rouge que d'ordinaire. L'auscultation ne donnait rien de notable ; et cependant ces personnes étaient enrouées, toussaient et crachaient.

Nous croyons donc pouvoir incriminer leur profession qui les forçait à parler beaucoup ou à chanter. Or, chaque fois que nous pratiquions nos injections, la voix devenait claire, la toux diminuait de fréquence et l'expectoration devenait moins abondante, si bien que nos malades, peuvent être, à l'heure actuelle, considérés comme notablement améliorés.

V. — *Laryngites et bronchites chroniques.* — L'on peut aussi appliquer le traitement des injections intra-trachéales, ainsi que le prouvent nos observations, plus celles communiquées, à toutes les laryngites chroniques où la douleur est nulle, où la toux est modérée, où la raucité de la voix est l'élément dominant, quand, au laryngoscope, on constate la rougeur, la turgescence de la muqueuse avec des arborisations et des saillies glandulaires. Qu'elle soit goutteuse, catarrhale, granuleuse ou hypertrophique, la laryngite chronique est notablement amendée.

Dans les bronchites chroniques caractérisées par les quintes de toux, longues et pénibles qui se répètent fréquemment, surtout le matin et le soir, par les crachats épais, jaunes, verdâtres, spumeux ou globuleux, par cette respiration sifflante et incomplète, les injections intra-trachéales donnent de bons résultats, même lorsqu'il y a de l'asthme, de l'emphysème et des lésions du cœur droit ; ce traitement semble réussir bien mieux que la créosote, la térébenthine ou la terpine ; il est bénin et efficace et il n'a pas ici de contre-indication.

VI. — *Ozène laryngo-trachéal.* — Nous avons la bonne fortune de pouvoir publier quelques observations d'ozène laryngo-trachéal, dues à l'obligeance d'un de nos amis, aide de clinique de M. le docteur Chauveau, de Paris.

Les cas de cette affection, bien que rares, peuvent être traités avantageusement par les injections intra-trachéales, ainsi qu'en témoignent les résultats consignés au cours de ce travail.

Voici comment, en général, se présente cette affection. Un malade a de l'ozène, la muqueuse de son nez est atrophiée, les fosses nasales sont larges et l'on y aperçoit des croûtes grisâtres très adhérentes, qui présentent une odeur fétide. Ce n'est pas tout : le pharynx est sec, la muqueuse en est rouge et d'un rouge grenat, elle est sèche, lisse et comme vernissée ; contre elle sont collées des mucosités sèches, grisâtres et très adhérentes. Les piliers sont petits et comme atrophiés, de même, d'ailleurs, que les amygdales. La luette est peu volumineuse et pâle.

Le larynx, dans la partie épiglottique, présente la

même coloration grenat et la même sécheresse ; les cordes vocales sont pâles ou finement striées de sang, mais leur abduction de même que leur adduction, se font normalement ; souvent, toutefois, on distingue des croûtes au niveau de leur commissure et, sur les premiers anneaux de la trachée, contre la muqueuse, on constate la présence de ces mêmes mucosités grisâtres et adhérentes. L'haleine du malade est fétide, la voix est enrouée, la toux est irritante, et, parfois, il y a de la dyspnée : tous symptômes qui peuvent en imposer pour une tuberculose laryngée. On est donc conduit, si l'on ne tient pas suffisamment compte de l'ozène concomitant, à ausculter le malade, et on ne trouve, en général, aucune lésion. De plus, l'état général est bon dans la majorité des cas, et il n'y a ni sueurs nocturnes, ni amaigrissement, ni perte de forces. Enfin, l'examen bactériologique démontre l'absence des bacilles de Koch dans les expectorations.

A ce sujet, nous nous permettons de faire quelques remarques qui ne manquent pas d'intérêt.

D'abord, c'est qu'il existe des cas très nets d'ozène laryngo-trachéal sans atrophie nasale ; ensuite, que la tuberculose paraît pouvoir coïncider avec l'ozène laryngo-trachéal, enfin que l'ozène laryngo-trachéal se greffe très souvent sur un terrain syphilitique, et qu'il est par conséquent très difficile de le distinguer de la syphilis laryngo-trachéale.

Au surplus, en nous plaçant au seul point de vue thérapeutique, la question n'a pas une importance capitale, et il nous suffit de signaler les bons effets, dans cette affection, des injections intra-trachéales.

VII

CONTRE INDICATIONS DES INJECTIONS INTRA-TRACHÉALES

Mais, pour nombreuses que soient les indications de ces injections intra-trachéales, il y a quelques contre-indications à leur emploi. M. de la Foulhouze, dans sa thèse inaugurale, n'en trouve que quelques-unes.

I. — La tuberculose miliaire aiguë et l'état général trop déprimé du malade.

II. — La constriction glottique.

III. — Les hémoptysies.

IV. — La laryngo-trachéite et la bronchite à l'état aigu.

Nous partageons entièrement cette manière de voir; cependant, nous pensons qu'il faut faire une différence au point de vue du traitement entre l'expectoration striée de filets sanglants et l'hémoptysie abondante. Dans le premier cas, les injections n'ont aucun inconvénient et le traitement peut être continué ; dans le second cas, il faut interrompre la série des injections et faire reposer le malade.

De plus, nous ne faisons pas d'injections dans le cas de tuberculose laryngée ulcéreuse. Chez ces malades, on le sait, il y a très souvent, pour ne pas dire toujours, de l'hypéresthésie du pharynx, ce qui provoque des réflexes nauséeux plus que désagréables, et surtout de l'hypéresthésie du larynx, ce qui, dans certains cas, peut déterminer un spasme de la glotte parfois mortel.

Notre conduite est la même chez les malades atteints de syphilis laryngée ulcéreuse, chez les bronchitiques à asthme parfois intolérants (nous nous rendons compte alors de la susceptibilité du malade) et enfin dans le cas de sténose avancée d'origine tuberculeuse ou syphilitique.

Nous considérons, en effet, que chez ces malades le traitement par injections intra-trachéales n'amènerait pas de bénéfice appréciable et pourrait même occasionner des accidents graves.

Il vaut donc mieux s'abstenir.

VIII

RÉSULTATS GÉNÉRAUX OBTENUS PAR LES INJECTIONS INTRA-TRACHÉALES

Le premier résultat obtenu au moyen des injections intra-trachéales, et le plus important, est la modification de la respiration, surtout au point de vue de l'amplitude, du nombre et de la durée. Mendel et de la Foulhouze se sont servis du pneumographe de Marey pour noter d'une façon précise l'amélioration obtenue. Ils mesurent, d'une façon exacte, le périmètre thoracique du sujet, afin de pouvoir reprendre plusieurs fois le tracé du malade, durant le cours du traitement, dans les mêmes conditions que la première fois. Dès la première injection, alors même que la solution médicamenteuse est très faible, le malade accuse immédiatement après l'injection une modification respiratoire très nette. Il sent une fraîcheur agréable qui descend le long du cou, puis, de là, dans la poitrine, spécialement à droite ou à gauche, ou bien encore des deux côtés d'une façon égale ; nous l'avons, pour notre part, toujours constaté.

Les tracés pris par les auteurs que nous venons de

citer démontrent d'une façon évidente que l'ampliation respiratoire est presque doublée après les injections et que le rythme pulmonaire est amélioré. Chez un de leurs malades, en effet, le nombre des respirations était avant le traitement de 34 à la minute; l'ampliation et l'énergie étaient très faibles ; après quinze jours de traitement, le nombre des respirations par minute était tombé à 16, chiffre normal.

En même temps l'activité fonctionnelle des organes respiratoires dénotait son amélioration par l'augmentation d'amplitude et le pneumographe l'indique d'une façon manifeste.

Quant à nous, nous avons toujours constaté :

I. — Que le traitement intra-trachéal modifie très rapidement l'expectoration. Dès les premiers jours, et progressivement, les crachats diminuent et certains malades arrivent même à ne pas cracher ; en même temps, la coloration et la consistance changent, les crachats verts de la tuberculose deviennent jaunâtres, puis blanchâtres.

D'après les observations gracieusement communiquées, les crachats gris, presque noirs, de l'ozène deviennent plus muqueux, adhèrent moins aux parois laryngées et bronchiques, et leur expulsion est facilitée.

II. — Que la toux diminue ; que les quintes de toux sont toujours moins pénibles pour le malade, que cette toux s'améliore, diminue d'intensité et finit même par cesser complètement, dans les cas de laryngites catarrhales, de laryngites professionnelles, etc.

III. — Que l'odeur fétide des mucosités et de l'haleine des ozéneux s'est toujours amendée et a même tout à fait disparu dans les *observations communiquées*.

Mendel et de la Foulhouze ont trouvé, chez leurs malades, des modifications, des améliorations très nettes des signes stéthoscopiques, dans des cas de tuberculose au premier et au second degré. Nous devons avouer que nous n'avons pas été aussi heureux. Mais avec eux, nous avons toujours constaté une amélioration très nette de l'état général, et un relèvement des forces.

Enfin, nos recherches n'ont pas porté sur les autres symptômes ; toutefois, l'appétit ne nous a pas paru fâcheusement influencé, et le poids nous a semblé augmenter dans plusieurs cas ; mais, notre attention n'a jamais été spécialement attirée sur ce point et — pour nous résumer — nous nous sommes toujours très bien trouvé de cette médication, facile à pratiquer, inoffensive et très efficace, au triple point de vue de la dyspnée, de la toux et de l'expectoration.

CONCLUSIONS

I. — Dans les affections des voies respiratoires (larynx, trachée, bronches, poumons), il existe trois symptômes particulièrement pénibles, la toux, la dyspnée et l'expectoration, qui sont heureusement influencés par la méthode des injections intra-trachéales.

II. — Les injections peuvent être faites par ponction de la trachée, par le procédé laryngoscopique de Lermoyez, par la méthode dérivée du tubage (Carnot), par les fosses nasales (Marangos) ou plus simplement par la méthode de Mendel qui est à la portée de tous les praticiens et que nous avons constamment employée avec quelques modifications.

III. — De nombreux médicaments ont été préconisés pour être introduits dans la trachée : la solution d'eucalyptol, de goménol, de thigénol à 5 p. 100, les mélanges d'essence de thym, d'eucalyptus et de lavande (de chacun 5 grammes dans 250 grammes d'huile d'olives stérilisée), nous paraissent les meilleurs.

IV. — Nous avons injecté tous les deux ou trois jours, suivant les cas, cinq centimètres cubes de ces solutions pendant quatre ou six semaines au moins.

V. — Nous avons ainsi traité quelques cas de tuberculose pulmonaire du premier et deuxième degré, un cas de syphilis laryngo-trachéale, deux cas de laryngo-trachéo-bronchites professionnelles et quelques cas de laryngites ou bronchites chroniques.

VI. — Nous n'avons jamais constaté la moindre action irritante ; nous n'avons jamais remarqué le moindre signe d'intolérance de la part du larynx Ces injections ont été toujours très bien supportées.

VII. — Enfin les résultats que nous avons obtenus ont été très satisfaisants : la toux a toujours été améliorée et dans quelques cas, a complètement cessé, la dyspnée a diminué dans des proportions remarquables ; l'expectoration est devenue plus fluide, plus facile et moins fatigante ; dans les observations communiquées d'ozène laryngo-trachéal, la fétidité de l'haleine a disparu.

VIII. — Toutefois, si ces injections ont des indications nombreuses, elles ont quelques contré-indications. C'est ainsi qu'il ne faut pas faire d'injections intra-trachéales dans les cas de laryngite ulcéreuse, de congestion pulmonaire, d'hémoptysies, de tuberculose miliaire aiguë, et de sténose laryngée ou trachéale.

BIBLIOGRAPHIE

1855. Green (H.). — De l'emploi des injections dans les bronches et les cavernes pulmonaires tuberculeuses. Gaz. hebdom. de méd. et chirur., Paris, 3 nov. et 14 déc. 1855.

1856. G. Colin (d'Alfort). — De l'absorption dans les voies aériennes. Traité de physiologie comparée, 1856, t. II, p. 39.

1858. Griesinger (W.). — Ueber medicamentose injectionen in die Bronchien. Deutsche Klin, Berlin, 1858, t. X, p. 151 et Med. corresp., Bl. et Warth. aerzu, etc., 1858, t. XXVIII, p. 81.

1860. Collin. — Cathété.isme du larynx. Thèse de Paris.

1867. Girons. — Rev. méd. française et étrangère. Paris, 15 nov., p. 257.

1882. Desroches. — Des injections trachéales. Union médicale du Canada, Montréal, t. XIII, p. 415.

1883. Bergeon. — Les injections médicamenteuses dans la trachée. Congrès pour l'avancement des sciences, Rouen, 1883, p. 817.

1884. Pernice. — Salle iniczione trachéale. Giorn. interne de sciences médicales, 1884, t. VI, p. 300.

1885. Biacaccio. — Arch. ital. de larnyg., Napoli, t. IV, p. 171.

1886. Weerkin. — Comparative value of méthode of treatment Veslink., Charkoff, 1886, t. VIII, p. 49.

1887. Landgroff. — Berliner klinische. Wocherschrift, 1887, t. XXIV, p. 85.

Rosemberg. — Emploi du menthol dans la tuberculose, Berl. klin. Woch., 1887, nº 26.

1888. Beehog. — Traitement de la phtisie laryngée et pulmonaire. Ann. des maladies de l'oreille, 1888, n° 30, p. 458.

Schmalz. — Deutsche med. Woch., 1888, t. XVI, p. 319, Leipzig.

1889. Deeckerkoff. — Les indications pour les injections intra-trachéales. Thierærztliche Wochenschrift, Berlin, 1889, p. 185.

1890. Botey (R.). — C. R., Acad. des Sciences, Paris, 1890, p. 197. Annales des mal. de l'oreille, 1890, t. XVI, p. 545.

Dar (Louis). — Revue de médecine, Paris, 1889-1890, t. IX, p. 881, 894.

Schrald. — Gesellschaft klin. Arbeiten, Iéna, 1890, p. 128.

1891. Conpart et Saint-Hilaire. — Injections de serum de chien dans la trachée. C. R., Soc. de Biologie, Paris, 1891, t. III, p. 81.

Maragliano. — Gazz. Dezli Osped., Napoli, 1891, t. XII, p. 10.

1892. Dowonie (W). — Glascow med. journ., 1892, t. XXXVIII, p. 134.

1894. Gay. — Des injections intra-trachéales de menthol. Thèse de Paris.

1896. Waldemar de Vezlinski. — Thèse de Paris, 1896.

1897. Archambault. — De l'injection intra-trachéale dans le traitement de la phtisie, Paris, Vernet, in-8°.

Richet. — Des injections d'eau chaude et de substances médicamenteuses dans les poumons et la trachée. C. R., Soc. de biol., 1897, 10e série, t. IV, p. 765.

1899. Mendel. — Presse médicale, 23 août, t. VII, p. 104.

Mendel. — Médecine moderne, 16 déc., t. X, p. 649.

1900. Coromilos. — Traitement de la tuberculose pulmonaire, au moyen du sulfure de carbone térébenthiné. C. R., XIIIe Congrès de méd., Paris, 1900, p. 429.

FAIVRE. — Poitou médical, Poitiers, 1900, t. XV p. 57.

HOOBS. — Le traitement de la tuberculose pulmonaire par les injections d'huiles chargées d'essence. XIIIe Congrès intern. de méd., sect. thérap., 1900, p. 206 et 210.

1901. BERZONI (R). – Uncoro sulle iniczione tracheale, Giorn. ital. De Caring. Napoli, t. II, n° 3, p. 2.

COROMILOS ET DELORME. — Bull. Acad. de méd., n° 5.

DELOR (J.). — Des injections intra-trachéales vraies et directes dans le traitement de la tuberculose pulmonaire. Thèse de Paris, 1901.

GARNAULT. — Médecine moderne, 2 fév. 1901.

RIVIÈRE ET VINCENT. — L'injection trachéale. Médecine moderne, 9 janv., t. XII, p. 10.

ROZENTHAL ET WEILL. — Union médicale du nord-est, Nancy, 30 juillet.

1902. MENDEL. — L'injection intra-trachéale, Clermont, Dais frères, in-8°, 1902.

1903. ARNOZAN. — Précis de thérapeutique, Paris, 1903, t. I, p. 20.

DENNELLAN. — Brit. med. journal, 1903, t. XI, p. 265.

LERMOYEZ. — Injections intra-laryngées et intra-trachéales. Presse médicale, 15 juillet.

MENDEL. — L'injection trachéale simplifiée. Arch. gén. de méd., Paris, p. 2892.

THORPE. — Intra-trachéal injections. Brit. med. journal, t. I, p. 545.

VIOLLET EN CHAUFFARD. — Bull. de l'Acad. de médecine, 30 juin.

1904. MENDEL. — Revue hebdomadaire de laryngologie du Dr Moure, 28 mai 1904, p. 652.

MENDEL. — Traitement de la tuberculose pulmonaire par la médication intra-trachéale, Paris, de Rudevol, 1904.

MENDEL. — Bull. et mém. soc. méd. des Hôpitaux de Paris, 1er déc. 1904.

Moorhead. — A Short note on the treatment of pulmonory tuberculosis by intra-tracheal injections. Dublin, med. journal, 1904, 3e série, t. XLII, p. 15.

Viollet. — Gazette des Hôpitaux, 1904, p. 798.

1905. De la Foulhouze. — Les injections intra-trachéales d'huile goménolée, Paris, 1905.

Marangos. — Les injections intra-trachéales par voie nasale. — Archives internationales de laryngologie du Dr Chauveau, 1905, t. XX, p. 126.

Mendel. — L'injection trachéale simplifiée. Bull. de la Société de l'Internat des Hôpitaux de Paris, 22 janv. 1905.

Ruault. — Communication à la Société française de laryngologie, mai 1905.

TABLE DES MATIÈRES

Nancy. — Imprimerie Nancéienne. — 4937-C.

www.ingramcontent.com/pod-product-compliance
Ingram Content Group UK Ltd.
Pitfield, Milton Keynes, MK11 3LW, UK
UKHW022113170726
13837UKWH00003B/1187